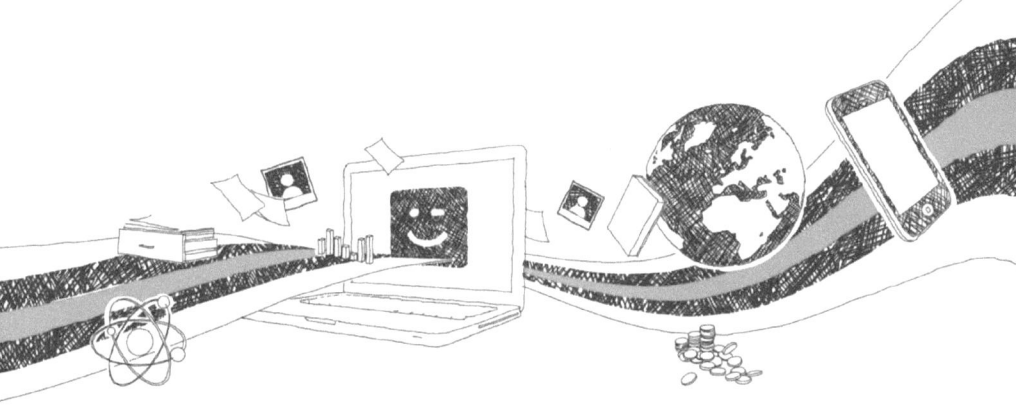
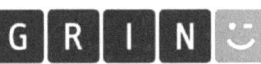

Bibliografische Information der Deutschen Nationalbibliothek:

Die Deutsche Bibliothek verzeichnet diese Publikation in der Deutschen National-bibliografie; detaillierte bibliografische Daten sind im Internet über http://dnb.d-nb.de/ abrufbar.

Impressum:

Copyright © 2004 GRIN Verlag, Open Publishing GmbH
Druck und Bindung: Books on Demand GmbH, Norderstedt Germany
ISBN: 978-3-656-90560-8

Dieses Buch bei GRIN:

http://www.grin.com/de/e-book/288369/berufsfeld-krankenhaus-ein-vergleich-der-ausbildung-leitbilder-und-sprache

Marcus Eckhardt

Berufsfeld Krankenhaus. Ein Vergleich der Ausbildung, Leitbilder und Sprache von Pflegern und Medizinern

GRIN Verlag

GRIN - Your knowledge has value

Der GRIN Verlag publiziert seit 1998 wissenschaftliche Arbeiten von Studenten, Hochschullehrern und anderen Akademikern als eBook und gedrucktes Buch. Die Verlagswebsite www.grin.com ist die ideale Plattform zur Veröffentlichung von Hausarbeiten, Abschlussarbeiten, wissenschaftlichen Aufsätzen, Dissertationen und Fachbüchern.

Besuchen Sie uns im Internet:

http://www.grin.com/

http://www.facebook.com/grincom

http://www.twitter.com/grin_com

Berufsfeld Krankenhaus.

Ein Vergleich der Ausbildung, Leitbilder und Sprache von Pflegern und Medizinern

Marcus Eckhardt

Inhaltsverzeichnis

1. Geschichte der pflegerisch-ärztlichen Zusammenarbeit im Krankenhaus

Historisch betrachtet ist der Arbeitsplatz Krankenhaus aus zwei wesentlichen Entwicklungssträngen hervorgegangen. Ihre mittelalterlichen Vorläufer waren dabei kommunale Armen- und Seuchenhäuser sowie klösterliche Hospitäler, in denen die organisierte, religiös intendierte Pflege der Orden und Pflegegemeinschaften ihre Tätigkeit in relativer Autonomie ausübte. Medizin und Pflege waren derzeit institutionell eigenständig, so dass zwischen ihnen keine Formen der arbeitsteiligen Kooperation existierten[1]. Somit gab es auch keine Unterordnung der mittelalterlichen Pflege unter die Medizin (vgl. Schaper 1987:S.51). Etwa zur Mitte des 19 Jh. wurde die Entwicklung durch den raschen Aufbau von Diakonissenanstalten und das aus der Kriegskrankenpflege[2] hervorgegangene Deutsche Rote Kreuz gefördert (vgl. Markward/Münch 1994:S.715f). Unterstützt wurde die Entstehung der „modernen" Krankenhäuser dabei durch gesellschaftliche Bedingungen, die einen zunehmenden Bedarf zur Behandlung von Kranken darstellte: die Industrialisierung mit den nach sich ziehenden Umwälzungen der Produktionsweisen und Urbanisierungen mit katastrophalen hygienischen Wohn- und Arbeitsverhältnissen sowie einer zunehmend aggressiveren Kriegstechnik (vgl. Wanner1993:S. 28ff; Hervorh. i.Orig.). Dieser Zustand bildete zusammen mit den aufkommenden Erfolgen einer naturwissenschaftlich ausgerichteten Denk- und Handlungslogik (u.a. Virchows modulare Zellularpathologie, Entdeckung von Schmerzmitteln, Narkotika und den Röntgenstrahlen) optimale Voraussetzungen für eine medizinische Disziplin, die vermehrt Einzug in die Krankenhäuser hielt. Aus dem ursprünglichen „Haus der Kranken" (Göckenjahn 1985, zit. n. Stratmeyer 2002:S.77; vgl. auch Kühnle 2000:S.21) wurde ein „Haus des Arztes" (a.a.O.). Um die Erfolge ihrer naturwissenschaftlichen und auf monokausale Krankheitszusammenhänge verengte Sichtweise (vgl. Murrhardter Kreis 1995:S.41) nicht durch unsachgemäße Pflege und Betreuung zu gefährden, benötigte die Medizin in ihrem Sinne qualifizierte Pflegekräfte, die ihre Verrichtungen präzise gemäß ärztlicher Anordnung vollzogen:

"Gut ausgebildetes Pflegepersonal muss wissen, wie die Anordnungen des Arztes auszuführen sind. Dieser gibt deshalb seine Verordnungen bisweilen nur in kurzer Form. Das Pflegepersonal ist verpflichtet, bei den geringsten Zweifeln nähere Anweisungen zu erbitten.

---

[1] Vor dem Ende des 18. Jahrhunderts waren nur selten festangestellte Ärzte in Hospitälern tätig (vgl Schaper 1987:S.37)

[2] Die hier beschriebene Nähe zum Kriegswesen erklärt zum Teil die miltärähnlichen Hierarchiestrukturen im Krankenhaus (vgl. Grahmann/Gutwetter 2002:S. 17; Steppe 1992 zit. n. Thielhorn 1999:S.17).

Verlangt ein Arzt eine Hilfeleistung oder Handreichung anders, als das Pflegepersonal im Unterricht oder bei anderen Aerzten gelernt hat, so führe es das Gewünschte ohne Einwendung aus. Keinesfalls darf dem Kranken gegenüber erwähnt werden, dass bei anderen Aerzten die Hilfeleistung oder Handreichung in anderer Weise ausgeführt wird. Ebenso wenig darf das Pflegepersonal Verordnungen des Arztes unpünktlich oder lässig ausführen, die es für weniger wichtig hält" (Medizinabteilung des Königlich Preußischen Ministeriums des Inneren 1913: S.105 zit. n. Stratmeyer 2002: S. 79).

Für die Bewältigung dieser Aufgaben wurden ab Mitte des 19. Jahrhunderts vor allem bürgerliche Frauen rekrutiert, die nichtakademisch ausgebildet keine Konkurrenz für den Medizinerstand darstellten und dem Bild der mit traditionellen weiblichen Attributen (Sittlichkeit, Demut, Gehorsam, und Selbstlosigkeit) versehenen Pflege entsprachen (vgl. Keisers 1993:S.55, zit. n. Kühnle 2000:S.23). Im weiteren Verlauf etablierte sich die Krankenpflege zwar als eigenständiger Beruf, vor allem vorangetrieben durch die Bemühungen von F. Nightingale (1820-1910), die starke Anlehnung an die Medizin wurde aber in den ersten Pflegeschulen in Fächern wie Anatomie, Chirurgie und *„Assistenz des Arztes bei Verrichtungen"* (Juchli 1997:S.10f, zit. n. Kühnle 2000:S.23) deutlich. Somit entwickelte sich die Krankenhauspflege in starker Abhängigkeit von der expandierenden naturwissenschaftlich orientierten Medizin, was sich auch im Kommunikationsverhalten der beiden Disziplinen niederschlägt. Seit Beginn des 20. Jh. ist eine Entwicklung zu einem genuinen Pflegeverständnis zu verzeichnen, was sich in einem Paradigmenwechsel der Pflege, stärkere Professionalisierung und Akademisierung und einer pflegeorientierten Ausrichtung an Patientenbedürfnissen niederschlägt (vgl. Kühnle 2000:S.24f).

2. Individuell-sozialisatorische Rahmenbedingungen der pflegerisch-ärztlichen Zusammenarbeit im Krankenhaus

Das aktuelle Berufsgeschehen wird neben den strukturell-rechtlichen Bedingungen zum großen Teil auch von individuell-sozialisatorischen Rahmenbedingungen geprägt. Diese sollen in den nächsten Abschnitten aus der jeweiligen Sicht der Berufsangehörigen dargestellt werden. Dabei sind die Sozialisation in der Ausbildung, die berufsimmanenten Leitbilder sowie der berufstypische Gebrauch der Sprache als Interaktionsmedium von Interesse.

2.1.   Berufliche Sozialisation in der Ausbildung

Der Begriff der „Sozialisation" wird heute allgemein als der *„Prozess der Entstehung und Entwicklung der menschlichen Persönlichkeit in Abhängigkeit von und in Auseinandersetzung mit den sozialen und den dinglich-materiellen Lebensbedingungen verstanden, die zu einem bestimmten Zeitpunkt der historischen Entwicklung einer Gesellschaft existieren"* (Hurrelmann 1990:S.14). Die berufliche Sozialisation lässt sich diesem zuordnen und zielt in erster Linie auf die Einführung in Berufspositionen ab bzw. vermittelt den berufstypischen Habitus (vgl. Singel 1994:S.79). Dies betrifft nicht nur berufsbezogene Orientierungen, fachliches Wissen und Können, sondern ebenso Verhaltens- und Handlungsweisen (vgl. Bammé et al. 1983:S.9/17f). Die berufliche Sozialisation lässt sich weiterhin in die Zeit der „Sozialisation in den Beruf" (Ausbildungszeit) und der „Sozialisation im Beruf" unterscheiden (vgl. a.a.O.:S.61ff; Hervorh. i. Orig.). In den folgenden Kapiteln werden die berufsbedingten Auswirkungen auf die Entwicklung der Persönlichkeit betrachtet. Dies geschieht im Hinblick auf die jeweils spezifische Ausbildung, der beruflichen Leitbilder und der Sprache.

Als klassische Formen der Ausbildung lassen sich die Lehre (Einführung in den Beruf vorwiegend durch realistisches Vorleben im praktischen Umfeld) und die schulische Ausbildung (Einführung vorwiegend durch abstrakt-analytische Darstellungen des Lehrers) nennen. Beide Formen üben Fähigkeiten ein, um den Anforderungen der späteren Arbeitstätigkeit gerecht werden zu können (vgl. Bammé et al. 1983:S.61ff).

Grundsätzlich obliegt die Ausbildung der beiden Berufsgruppen der Zuständigkeit des Bundes (Bundesärzteordnung, Approbationsordnung und Krankenpflegegesetz), die sich in Form der akademischen Medizinerausbildung und der Berufsausbildung der besonderen Art für die Pflegenden niederschlägt.

2.1.1.   Ausbildung der Pflegekräfte

Die 3jährige Krankenpflegeausbildung, bestehend aus *„theoretischem und praktischem Unterricht und einer praktischen Ausbildung"* (§5 KrPflG 1985, zit. n. Stratmeyer 2002:S.92) ist gesetzlich über das Krankenpflegegesetz geregelt und hat die rechtliche Form eines Berufszulassungsgesetzes. Voraussetzung für die Zulassung zur Ausbildung ist neben dem vollendeten 17. Lebensjahr ein allgemein bildender Schulabschluss (Realschulabschluss). Der Unterricht findet üblicherweise im Klassenverband statt.

1998 existierten 1411 Kranken- und Kinderkrankenpflegeschulen in Deutschland mit insgesamt 89.385 Ausbildungsplätzen (vgl. Statistisches Bundesamt 2000:S.47f). Die Schulen müssen staatlich anerkannt sein, gehören aber dennoch nicht zum öffentlich-rechtlichen Bildungssystem, vielmehr ist ihr organisatorischer Verbund mit den Krankenhäusern gesetzlich vorgeschrieben (vgl. §5 KrPflG 1985, zit. n. Stratmeyer 2002:S.92), was sich auch in der Finanzierung der Schulen durch die Krankenhauspflegesätze niederschlägt (vgl. Bals 1997:S.103). Somit hängt die Zahl der Ausbildungsplätze einer Schule direkt mit der Größe des Krankenhauses (Bettenzahl) zusammen (vgl. Statistisches Bundesamt 2000:S.74f). Trotz Bundeszuständigkeit[3] besteht eine weitere Besonderheit in der ausbildungsbedingten Sonderstellung, da die Pflegeausbildung weder eindeutig dem dualem System noch der monalen Form (sog. Schulberufe) der Berufsausbildung zugerechnet werden kann, die den Regelfall der beruflichen Ausbildung in der BRD bilden. Daraus ergibt sich größtenteils eine ausbildungsrelevante Zuständigkeit der Gesundheits- oder Sozialministerien anstatt der Kultusministerien der Länder (Robert Bosch Stiftung 2000:S.14), was sich u.a. darin äußert, dass für die Aufsicht über die pflegerische Ausbildung in erster Linie leitende Medizinalbeamte ohne pflegerische und pädagogische Vorbildung verantwortlich sind (vgl. Stratmeyer 2002:S.93).

Die Ebene der praktischen und theoretischen Ausbildungsinhalte wird in der Ausbildungs- und Prüfungsverordnung gestaltet. Stratmeyer (2002:S.93ff) stellt hierzu fest, dass es diesbezüglich immense Regelungsdefizite gibt. Die Grobbestimmung der Ausbildungsinhalte sind zu allgemein gehalten[4] (vgl. auch Singel 1994:S.83), existierende Lehrpläne und Curricula weisen zudem eine heterogene Vielfalt auf. Die hauptamtlich Lehrenden der Kranken- und Kinderkrankenpflegeschulen in den alten Bundesländern sind in der Regel ausgebildete Pflegepersonen mit einer Weiterbildung, die von Schwesternschaften, Berufsverbänden und Gewerkschaften durchgeführt wird. Dauer, Inhalt und Prüfungsanforderungen sind somit nicht verbindlich festgelegt und ist mit der Qualifikation, Status und Rolle von Gewerbelehren nicht gleichzusetzen[5]. (vgl. Robert Bosch Stiftung 2000:S.15).

---

[3] Die Bundeszuständigkeit ergibt sich aus der Zuordnung der Pflegeberufe zu den sog. *anderen Heilberufen*.
[4] Nach §4 KrPflG soll „die Ausbildung (...) die Kenntnisse, Fähigkeiten und Fertigkeiten zur verantwortlichen Mitwirkung, Erkennung und Heilung von Krankheiten vermitteln (Ausbildungsziel)." (Kurtenbach et al. 1994:S.7)
[5] Ein Umstand, der sich erst langsam durch die Absolventen der Studiengänge „Pflegepädagogik" und „Lehramt für Gesundheitsberufe" ändert (vgl. Robert- Bosch Stiftung 2000b:S.15).

Inhaltlich ist weiterhin eine Dominanz der Vermittlung der allgemeinen und speziellen Krankheitslehre einschließlich medizinischer Diagnostik zu verzeichnen, die neben den Grundlagenfächern (Biologie, Anatomie, Physiologie) in der Regel von Ärzten unterrichtet werden (vgl. Bals 1997:S.102; Gaus/Huber/Stöcker 1997:S.83). Diese verfügen weder über eine didaktische Vorbildung noch über genaue Kenntnisse der beruflichen Tätigkeit des Auszubildenden mit entsprechenden Auswirkungen auf Inhalt und Gestaltung des Unterrichtes (Frontalunterricht ohne Diskussion, Informationshäufung ohne Erklärung, Theorie ohne konkrete Beispiele, allgemein schlechte Vorbereitung). Des Weiteren schätzen viele Ärzte die Bedeutung der Krankenpflegeausbildung für ihre Arbeit eher peripher ein (vgl. Robert Bosch Stiftung 2000a:S.59; Bischoff 1994:S.250; Kühn 1982, zit. n. Singel 1994:S.90). Fächer, die **nicht** dem medizinischen Defizitmodell folgen, nehmen nur etwa 22% der Lerninhalte ein (vgl. Wanner 1993:S. 206). Sozialwissenschaftliche Fächer, die beispielsweise *„kommunikative Kompetenzen als berufliches Element"* (Steppe 1994, zit. n. Höhmann 1998:S.53) vermitteln sogar nur ca. 6.3% (vgl. a.a.O.:S.52) bzw. 5% (vgl. Sciborski 2001:S.239). Darin spiegeln sich abermals die Anbindung der Schulen an die Akutkliniken und deren akutmedizinischen Orientierung wieder.

Niedrigere Qualifikation und geringerer Status der ausbildenden PflegelehrerInnen (im Vergleich zu anderen Gewerbelehrern) muss für KrankenpflegeschülerInnen folglich den „Wert" ihrer genuin **pflegerischen** Ausbildung schmälern und sich im beruflichen Selbstverständnis und -bewusstsein niederschlagen. Demgegenüber steht die akademische Dominanz ärztlichen Unterrichts und dessen Inhalte, die somit „wertvoller" und „professioneller" erscheinen müssen[6]. Dieser Umstand fördert die Ausrichtung der angehenden Pflegekräfte an die medizinischen Denk- und Handlungslogiken und somit deren Fremdbestimmung. Weiterhin werden unterrichtende Ärzte aufgrund der mangelnden pädagogischen Qualifikationen und ihrer eigenen berufsausbildungsbedingten Sozialisation die Auszubildenden kaum zu Reflexion und autoprofessionellem Verhalten animieren (vgl. Böhme 1990a, zit. n. Singel 1994:S.85), was den genannten Punkt der Fremdbestimmung zusätzlich unterstützt.

---

[6] Burger/Seidenspinner (1979:S.69) zitieren in diesem Zusammenhang eine Schülerin mit den Worten:" *Also die theoretische Ausbildung, die wir kriegen, speziell der Arztunterricht, ich glaub` viel besser kann man das ehrlich nicht mehr machen. Wir haben Fachdozenten, die uns Sachen beibringen, dass eine Unterrichtsschwester, die wirklich aufs Lernen sieht, hinterher sagt: Ihr könnt zweidrittel wieder vergessen, das reicht immer noch aus....".*

1600 Stunden theoretischer Ausbildung stehen 3000 Stunden praktischem Einsatz im Krankenhaus gegenüber, so dass hier der eigentliche Hauptteil der beruflichen Sozialisation stattfindet (vgl. Stratmeyer 2002:S.103; Singel 1994:S.91/103). Die Anrechnung der Arbeitskraft der SchülerInnen auf den Stellenplan spiegelt den bereits angesprochenen Verbund der Schulen mit den Krankenhäusern wieder, was zur Folge hat, dass sich die Schüler zwischen den unterschiedlichen Realitäten der Schule und des Arbeitsplatzes Krankenhaus bewegen (vgl. Singel1994:S.85ff). Personalmangel auf den Stationen gerät dabei zum Kriterium für den nächsten Einsatzort der SchülerInnen (a.a.O.:S.87). In diesem Zusammenhang kommt immer wieder zum Ausdruck, dass das erlernte Schulwissen in der Praxis keine Relevanz hat, da der praktische Einsatz in keiner Weise mit dem theoretischen Kenntnisstand einhergeht (vgl. Stratmeyer2002:S.103; Robert Bosch Stiftung 2000a:S.16; Singel 1994:S.87f). Singel (1994:S.77ff) kommt in seiner Untersuchung zu dem Ergebnis, dass Krankenpflegeschüler bereits in der Ausbildung im medizinisch-pflegerischen Arbeitsprozess in hohem Maße involviert sind, während ihr Status jedoch nur sehr peripher ist. Dies bestätigt eine Untersuchung von Vetter (1990 zit. n. Singel 1994:S.92; Hervorh. M.E.), in der SchülerInnen ihren Einfluss auf Station mit „klein" (66,3%) bzw. „gar nicht" (30,1%) betitelten. Die fehlende Anwendbarkeit des erlernten Wissens in der Praxis führt zu demotivierender Unzufriedenheit und Frustration (vgl. a.a.O.:S.82) und untergräbt wiederum die Entwicklung eines beruflichen Selbstbewusstseins. Die erlebte mangelnde Einflussnahme auf Station (bzw. die fehlende Durchsetzung der SchülerInnneninteressen) als Sozialisationseffekt kann im Zusammenhang mit den Selbstzuschreibungen einer passiven Pflegekraft gesehen werden und begünstigt die Akzeptanz der bestehenden ungenügenden Verhältnisse der interdisziplinären Zusammenarbeit.

Zudem tritt in der Praxis Uneinheitlichkeit in Form der doppelten Weisungsgebundenheit der Pflegekräfte zutage, die autonomes Handeln, eigenständige Entscheidungskraft und professionelles Selbstbewusstsein wenig fördert und prägenden Charakter für die Auszubildenden hat (vgl. Höhmann 1998:S.52). Kompetenzstreitigkeiten (auch in pflegerischen Angelegenheiten) gehen in der Regel zugunsten der Mediziner aus, die für die SchülerInnen somit die *„Personifizierung der fachlichen Kompetenz"* (Singel 1994:S.99) darstellen. Umso schwerer wiegt *„das Nichtanerkennen einer eigenständigen Profession, Pflegeausgrenzung aus therapeutischen oder anderen patientennahen Konzepten oder simpler Missbrauch von Pflegepersonal als ärztliche Erfüllungsgehilfen (...), unter Ausnutzung der hierarchischen Strukturen, (...)"* (Nolte 1992, zit. n. a.a.O.; auch Pape1998:S.373) für die SchülerInnen.

2.1.2. Ausbildung der MedizinerInnen

Ebenso wie die Pflegeausbildung fällt die medizinische Ausbildung unter die Zuständigkeit des Bundes und ist in der Bundesärzteordnung sowie in der Approbationsordnung geregelt, stellt aber im Gegensatz zur Pflegeausbildung eine akademische Ausbildung dar (vgl Stratmeyer 2002:S.81). Voraussetzung ist somit die allgemeine Hochschulreife mit entsprechender Abschlussnote (Numerus clausus), die eine erste Selektionshürde bildet (vgl. Murrhardter Kreis 1995:S.86). Die Ausbildung erfolgt an einer der 38 medizinischen Fakultäten, die gleichzeitig Universitätskliniken unterschiedlicher Versorgungsstufen sind oder aber in einem organisatorischen Verbund mit ihnen stehen (a.a.O.:S.155/160), was eine enge Verknüpfung der Lehre und Forschung mit der Praxis sicherstellt.

Die Ausbildung ist in drei Phasen gegliedert, die jeweils mit einem Staatsexamen (schriftliche und mündliche Prüfungen) beendet werden: dem zweijährigen vorklinischen Studium, dem vierjährigen klinischen Studium und dem anschließenden 18monatigen Praxisjahr (ÄiP: Ärztin/Arzt im Praktikum). Alle schriftlichen Prüfungen werden im Multiple-Choice Verfahren bundeseinheitlich und zeitgleich durchgeführt (vgl. Stratmeyer 2002:S.82).

Im vorklinischen Studium lernen die Studenten vor allem die Fakten der Grundlagenwissenschaften Anatomie, Chemie, Physik, Physiologie usw., die die Basis der naturwissenschaftlichen Ausbildung darstellen, während die daran anschließende klinische Phase durch die Vermittlung der klinischen Fächer gekennzeichnet ist. Im ÄiP erfolgt schließlich der eigentliche Praxis- und Patientenbezug. In dieser Zeit rotieren die angehenden Mediziner (ebenso wie in der anschließenden Facharztweiterbildung) üblicherweise zwischen den Stationen (vgl. Höhmann1998:S.51). Fortschreitende Ausdifferenzierung des medizinischen Wissens führt gerade in den ersten beiden Ausbildungsteilen zu einem immensen Zuwachs des Lernpensums, so „*dass der enzyklopädische Wissenserwerb das Qualifikationsprofil der Studierenden einseitig dominiert*" (a.a.O.:S. 83f).

Dabei sind von den Studenten besonders kognitiv-intellektuelle Fähigkeiten, Abstraktionsfähigkeit, Konkurrenzfähigkeit und ein stringenter Arbeitsstil gefordert, um die immer weiter steigende Menge an medizinischem Wissen in den Prüfungssituationen reproduzieren zu können (vgl. Hoefert 1997:S.50). Diese Merkmale werden aber nicht nur als persönliche Voraussetzungen gefordert, sondern zudem durch das Medizinsystem im Sinne eines Selektionsmechanismus gefördert: "*Sie festigen damit auch die Wissenschaft der Medizin als Naturwissenschaft, schüren Wettbewerb, aber auch Neid, Missgunst gegenüber Konkurrenten sowie Kritiklosigkeit und Unterwürfigkeit gegenüber Hochschullehrern*" (Stratmeyer 2002:S.83). Das Medizinstudium gilt als harter Konkurrenzkampf, der zur

Kompromittierung jeglicher Kooperationsbereitschaft führt (vgl. Käppeli 2001:S.7-10). Auf der anderen Seite fördert Studium und Berufspraxis die Fähigkeit selbständig zu arbeiten und eigenständig schwierige Entscheidungen zu treffen (Hoefert 1995, zit. n. Höhmann 1998:S.51)

Schwerpunkt des Studiums besteht derzeit aus dem Auswendiglernen enzyklopädischen Wissens der Grundlagen der naturwissenschaftlichen Medizin und der Vermittlung technischer Grundfertigkeiten der Diagnostik und Therapie im Rahmen der Akutmedizin (a.a.O., auch Höhmann: a.a.O.). *„Kritische Reflexionen über das Berufsverhalten, Eingeständnisse des Nicht-Wissens und von beruflichen Unsicherheiten, Kooperation und Kommunikation mit Patienten und anderen Gesundheitsberufen zur Absicherung eigener Entscheidungen passen immer noch nicht in das heutige Arztbild"* (a.a.O.:S.86) und gelten schlichtweg als *„unter Wert"* (a.a.O.) der Berufsangehörigen. Gefördert wird dieses Selbstverständnis durch den dominierenden Wissenschaftscharakter des Studiums, der dazu beiträgt, eine kritische Selbstbeobachtung zu verhindern (a.a.O.:S.87). Die Studierenden lernen ein geschlossenes Welt- und Menschbild kennen, welches nach den Regeln der linearen naturwissenschaftlichen Erklärungsmuster funktioniert und wenig Platz für kritische Reflexion und überfachliche Fragen lässt (a.a.O.). Demzufolge machen übergreifende Studienfächer (medizinische Psychologie und Soziologie, Psychosomatik, Sozial- und Arbeitsmedizin) auch nur 14% des Gesamtstudiums aus (Herschbach 1991:S.58).

2.2.   Leitbilder

Während Ausbildung als Sozialisation für den Beruf bezeichnet werden kann, können die jeweiligen beruflichen Leitbilder als Indikatoren für die Sozialisation im Beruf angesehen werden.

Im Folgenden werden die Leitbilder und Prioritäten pflegerischen und medizinischen Handelns und Denkens dargestellt. Dies geschieht in teilweise zugespitzter, idealtypischer Kontrastierung um die Gegensätze und spezifischen Effekte stärker sichtbar machen zu können.

2.2.1.   Leitbilder und Prioritäten der Pflege

Nach einer Phase historisch zu begründender Uneinigkeiten und Gegensätzlichkeiten hat mittlerweile ein Verständigungsprozess zwischen den Angehörigen der Pflegeberufe stattgefunden (vgl. Robert Bosch Stiftung 2000b:S.66; dazu auch Badura 1994:S.50).

Vereint sehen Pflegende ihr ethisches Leitbild „*in dem Willen und in der auszubildenden Fähigkeit, sich einer kranken und hilfsbedürftigen Person ohne Vorbehalte mitmenschlich zuzuwenden*" (Robert Bosch Stiftung 2000b:S.66). Die Gemeinsamkeit der Pflegenden liegt dabei in der Aufgabe, eine Pflegebeziehung stets neu und individuell zu gestalten (a.a.O.). Dieses Berufsverständnis hat sich von einem ehemals christlich-motivierten Tun über ein „*blasseres humanistisches Ideal*" (a.a.O.:S.67) zu einem personenbezogenen Dienstleistungsberuf gewandelt. Dabei umfasst der Dienstgedanke nicht mehr ein stellvertretendes, unspezifisches Dienen, sondern die gezielte Unterstützung des eigenverantwortlichen Individuums. Ziel ist es, im Hinblick auf Achtung vor dem Leben, der Würde und den Grundrechten des Menschen, die Selbständigkeit des Pflegebedürftigen zu erhalten, wieder herzustellen oder diesen zu befähigen, mit Einschränkungen umzugehen (vgl. Sieger 2001:S.27). Als darin implizierte Prioritäten pflegerischen Handelns werden die Beiträge gesehen, die die gesundheitserhaltenden und gesundheitsbildenden Potentiale des einzelnen stärken, körperliche und seelische Leiden sowie Schmerzen lindern und würdiges Sterben ermöglichen (vgl. Robert Bosch Stiftung 2000b:S.67). Dies geschieht unter Beachtung des bio-psycho-sozialen und spirituellen Kontextes des/der zu Pflegenden (vgl. Käppeli 2001:S.9).

Sieger (2001:S.27) führt in diesem Zusammenhang den Doppelcharakter der Pflegetätigkeit an. Zum einen besteht pflegerische Arbeit in der Dienstleistung für den pflegebedürftigen Patienten in den verschiedenen Lebenssituationen, gleichzeitig besteht aber auch ein individueller Beziehungsprozess zwischen Pflegekraft und Patient. Somit wirken NutzerInnen und Professionelle bei der Erstellung der Dienstleistung eng zusammen, so dass „*Produktion und Konsumption der Leistung eine Einheit bilden*" (a.a.O.).

Genau diesem individuellen, interaktions- und kommunikationsintensiven Beziehungsprozess[7] kommt laut Badura (1994:S.54) in Anlehnung an Strauss et al. (1985) aus humanitären und für den Betriebsablauf funktionalen Gründen (Kooperation, Compliance) eine wesentliche Bedeutung zu. So hat Zuwendung, Anerkennung, Information und praktischer Hilfeleistung – nicht zuletzt auch über das Immun-, Hormon- und Herz-Kreislauf-System – therapeutischen Einfluss auf den Genesungsprozess des Patienten (a.a.O.).

Diese Form der Dienstleistung konstituiert das Image der pflegenden Berufe und sind Teil ihres Selbstverständnisses.

---

[7] Badura spricht in diesem Zusammenhang von „Gefühlsarbeit" (a.a.O.)

11

Allerdings stellen die Prioritäten des modernen Akutkrankenhauses mit seiner steigenden Technisierung, steigenden Patientenzahlen bei sinkender durchschnittlicher Verweildauer und damit verstärkend administrativen Aufgaben diesen Hauptteil des pflegerischen Berufsbildes in Frage. Aus der genuin personenbezogenen Arbeit wird zunehmend eine informationsverarbeitende und sachbezogene Arbeit (vgl. Badura 1994:S.49f; auch Gerlach 2001:S.11-13), worin der Autor umso stärker eine *„Aufwertung interaktionsintensiver Leistungen ... wegen ihrer eigenständigen therapeutischen Bedeutung geboten"* (Badura a.a.O.:S.44) sieht.

2.2.2.   Leitbilder und Prioritäten der Akutmedizin

Nach Badura (1994:S.34) sind Leitbilder und Prioritäten der Akutmedizin aufs engste mit der wissenschaftlich-technischen Entwicklung der Moderne verbunden.

Aufbauend auf das von den Begriffen *„Experiment und Messung"* (a.a.O.) geprägte naturwissenschaftliche Erkenntnisideal des Galileo Galilei während der italienischen Renaissance wurde im 17. Jahrhundert René Descartes wichtigster Wegbereiter der Verbindung von Medizin und Naturwissenschaft. Die Unterscheidung des kartesianischen Menschenbildes in eine naturwissenschaftlich-messbare und eine spirituelle (der Religion und Kirche vorbehaltene) Erfassung der Welt (Leib-Seele Dualismus) wurde richtungsweisend für die Aufgabenstellung und das Selbstverständnis des modernen Arztes. Die Vorstellung der Medizin als Naturwissenschaft mit einer Beschränkung des ärztlichen Blickes auf Verständnis und Beherrschung somatischer Prozesse nahm ihren Lauf und wurde durch den immer größer werdenden öffentlichen Zuspruch an den Naturwissenschaften gestärkt. Unterstützt wurde diese Entwicklung durch bahnbrechende Erfolge in der Bewältigung somatischer Verläufe mit zunehmender Nutzung chemischer und technischer Hilfsmittel (a.a.O.:S.34f,; Otte 1994:S.87ff).

Badura (1994:S.35ff) führt an, dass diese Entwicklung ein bestimmtes Selbstverständnis der Beschäftigten, ein bestimmtes Patientenbild und ein bestimmtes Verständnis ihrer Aufgaben und Prioritäten hervorgerufen hat. Gegenstand der Akutmedizin ist nunmehr nicht der erkrankte Mensch, sondern Art und Verlauf seiner körperlichen Schädigung, die mit Hilfe einer steigenden Zahl an diagnostischen und therapeutischen Techniken identifiziert und beherrscht werden muss (vgl. auch Bierich 1994:S.11-22). Daraus ergibt sich eine zunehmende Abhängigkeit ärztlicher (und pflegerischer) Tätigkeiten von der Medizintechnik und eine steigende Bedeutung technischer Qualifikationen.

Prioritätenfolge (und berufliches Ansehen) der Akutmedizin ist demnach: 1. technikintensive Vermeidung von Gefährdung der Vitalfunktionen (z.b. Herzstillstand), 2. technikintensive diagnostische und therapeutische Eingriffe, 3. teils technik- teils interaktionsintensive Maßnahmen zur Linderung, Beseitigung und Vermeidung körperlicher Schmerzen und Unwohlsein und 4. interaktionsintensive Maßnahmen zur Linderung, Beseitigung und Vermeidung von negativen Gedanken, Gefühlen oder beruflicher/familiärer Krankenhausfolgen. Dabei ist ein Rückzug ärztlichen Handelns auf die ersten beiden Teile zu verzeichnen mit einhergehender Delegation der übrigen Problemstellungen an nicht-ärztliches Personal (a.a.O.).

In diesem Zusammenhang verweist Badura (1994:S.38-44) immer wieder auf die Wichtigkeit des koordinierten Zusammenspiels von technik- und interaktionsintensiven Leistungen für die Effektivität und Effizienz der klinischen Patientenbetreuung hin.

2.3. Sprache

Im folgenden wird die jeweils berufsgruppenspezifische Sprache (Fachsprache) dargestellt, da Sprache, in Bezug auf Krappmann, Voraussetzung für Interaktion und Kommunikation ist (vgl. Kassel:S.143) und somit ein maßgebliches Medium zur interdisziplinären (und intradisziplinären) Kooperation im Krankenhaus bildet (vgl. Höflich 1984:S.185). Die Gewichtigkeit dieses Aspektes kommt auch (obgleich in negativer Konnotation) zum Ausdruck, wenn Münch (1995, zit. n. Schanz 2002:S.38) sagt, dass *„Kommunikation im Krankenhaus ein zentrales strategisches Spiel* (ist, Anm.)*, das über Erfolg und Misserfolg entscheidet. Wer sich in diesem Spiel durch Kommunikation nicht richtig darstellen kann, hat schon verloren".*

Die Fachsprache ist nach Hoffmann (1985, zit. n. Bürki 1997:S.24) „ *die Gesamtheit aller sprachlichen Mittel, die in einem fachlich begrenzbaren Kommunikationsbereich verwendet werden, um die Verständigung zwischen den in diesem Bereich tätigen Menschen zu gewährleisten".* Die Entstehung von Fachsprachen wird als Folge der Arbeitsteilung und Ausdifferenzierung von Berufen gesehen. Abgrenzung und Entwicklung eines eigenen sprachlichen Systems erscheint als ein wesentlicher Faktor für die Herausbildung einer wissenschaftlichen Disziplin (Bürki 1997:S.23f).

Nach Brünner (1997:S.45) beeinflusst eine Fachsprache die jeweilige Berufsgruppe in dreifacher Weise:

1. Im Hinblick auf die Arbeitstätigkeit begünstigt sie deren Ausdifferenzierung, Standardisierung und Qualität.

2. Bezogen auf die Gruppenzugehörigkeit konturiert und festigt sie das gemeinsame Selbstverständnis und die berufliche Identität der Gruppenmitglieder.

3. Hinsichtlich der Außendarstellung trägt sie zu dem Image und der gesellschaftlichen Anerkennung des speziellen Berufes bei.

Damit wird der persönliche und berufliche Wert einer Fachsprache deutlich. Sprache und Denken bedingen einander. Differenzierte Sprache führt zu differenzierter Wahrnehmung und Betrachtung. Eine Steigerung der Ausdrucksfähigkeit durch Erweiterung des aktiven Wortschatzes kann u.a. zu gelingender zwischenmenschlicher Kommunikation beitragen und sollte somit auch Ziel der beruflichen Ausbildung sein (vgl. Robert Bosch Stiftung 2000a:S.27f). Klippert (2000:S.35) führt dementsprechend an, dass Kommunikationsfähigkeit und Berufserfolg *„ziemlich eng korrelieren"*. Als wesentlich werden dem Autor zufolge das Sprachvermögen (Breite des Sprachschatzes) und die Kunst der Rhetorik (Fähigkeit, die Sprache gezielt, wirkungsvoll und überzeugend einzusetzen) angesehen (vgl. a.a.O.).

2.3.1.   Sprache der Pflegenden

Die Fachsprache als solches lässt sich vorzugsweise an den Fachwörtern der Berufsgruppe analysieren. Für die Pflege wird in diesem Kontext ihre Verwandtschaft zur alltäglichen häuslichen (Pflege-)Arbeit sichtbar. Pflegeeigene Fachbegriffe entsprechen nicht den üblichen Charakteristika von Fachtermini, sondern weisen eine Nähe zur Alltagssprache auf (z. B. „abhängig", „Bedürfnis", „selbständig"), die auch von berufsfremden Laien verstanden werden können (vgl. Bürki 1997:S.29; Hervorh. M.E.). Burchgart (1996:S.10) führt an, dass diese *„öffentliche Sprache"* vor allem dazu dient soziale Nähe herzustellen. Charakteristisch dafür ist eine narrative, deskriptive zuweilen auch redundante und emotional gefärbte Form der Mitteilung, die sich in individuellen Schreibstilen und persönlichen Sichtweisen äußert[8] (vgl. Stratmeyer 2002:S.105/110; Geißner 1997:S.109). Stratmeyer (a.a.O.) sieht darin den Grund , warum Pflegende eher auf der Beziehungsebene argumentieren (im Gegensatz zu der Sachebene, die von den ÄrztInnen bevorzugt wird).

---

[8] Diese umfasst die ganze Bandbreite von *„salopp, blumig, unpräzise bis hin zu genau und prioritätensetzend"* (a.a.O.)

Damit zusammenhängend besteht (noch) das Problem der eindeutigen Definition der Fachwörter und Festlegung eines gemeinsamen Fachwortschatzes (vgl. Bürki 1997:S.29). Auf der einen Seite fallen Pflegende somit in Bezug auf die genaue Artikulation ihrer selbstverständlichen beruflichen Aufgaben sprichwörtlich in eine gewisse „Sprachlosigkeit" (Sitzmann 1997:S.127; Burchgart 1996:S.8), was berufsgruppenübergreifende Kommunikation und Kooperation erschwert und zudem Auswirkungen auf berufliches Selbstverständnis, Außendarstellung und Arbeitstätigkeit hat (vgl. S. 24).

„Erst durch die Versprachlichung des Pflegewissens wird Pflege kommunikations- und kooperationsfähig und damit als Kostenfaktor auch berechenbar" (Schwarz-Govaers 1997:S.154).

Ein weiterer Punkt, der den pflegerisch-ärztlichen Dialog beeinflusst, ist die berufstypische Geschlechterverteilung. Etwa 85% der Beschäftigten im Pflegebereich sind Frauen (vgl. Hofmann 2001:S.213). Beim ärztlichen Beruf handelt es sich nach wie vor um einen „typischen Männerberuf" (Schanz 2002:S.38)[9]. Dies hat aus Sicht der linguistischen Frauenforschung entscheidende Bedeutung auf die berufsgruppenspezifischen Kommunikationsformen.

Geschlecht ist sozial konstruiert und unterliegt gesellschaftlichen Normen und Regeln, d.h. Bilder über Männlichkeit und Weiblichkeit werden in jeder Gesellschaft anders dargestellt. Diese Kategorisierungsprozesse haben aufgrund ihrer gleichzeitigen Koppelung an Wertungen maßgeblichen Einfluss auf Kommunikationsprozesse (vgl. Schanz 2002:S.38f; Thimm 1997:S.68). Somit kann sich das Wissen über das Geschlecht einer Person auf die Urteile über deren Kompetenz auswirken. Frauen werden demnach häufiger mit affektiven Stereotypen wie Zuneigung, Liebe, Hass, Zorn oder Depression und als passiv und abhängig beschrieben (vgl. Thimm 1997:S.68). Diese stereotypen Erwartungen beeinflussen auch die Durchsetzungsmöglichkeiten von Frauen am Arbeitsplatz und äußern sich sprachlich u.a. darin, dass sie weniger intensive, neutralere bzw. schwächeren Formulierungen benutzen (a.a.O.:S.71) und weniger ihre Kompetenzen verbal darzustellen vermögen (wie männliche Kollegen) (a.a.O.:S.74). Diese Erwartungshaltungen betreffen weibliche Pflegende in doppelter Hinsicht, da sie vom Stereotyp des Berufes[10] und des Geschlechts betroffen sind. Dies kommt für sie besonders im Verhältnis zum männlichen ärztlichen Personal zum

---

[9] Trotz der Tatsache, dass 1999 bereits 118 000 Frauen (40%) und 177 000 Männer im Arztberuf tätig sind (vgl. Hofmann 2001:S.212). Diese Statistik gibt allerdings keine Auskunft über die Geschlechterverteilung im Hinblick auf die besetzten hierarchischen Positionen.

[10] Die Berufsbezeichnung „Krankenschwester" drückt neben der Typisierung der Geschlechtlichkeit eine Verwandtschaftsbeziehung aus, die Zuwendung und Nächstenliebe impliziert (a.a.O.:S.69).

Ausdruck (a.a.O.:S.72) und drückt sich u.a. in der Machtposition des Arztes aus, über Länge und Inhalt des ärztlich – pflegerischen Dialoges zu entscheiden (vgl. Schanz 2002:S.38f; Geißner 1997:S.109).

2.3.2. Die Sprache der MedizinerInnen

Im Gegensatz zur Sprache der Pflegenden weist die Medizinersprache eindeutig die Merkmale einer Fachsprache auf, was sich an der medizinischen Terminologie, die meist aus dem Lateinischen, Griechischen oder mittlerweile auch Englischen abgeleitet ist, darstellen lässt (Bürki 1997:S.25). Zudem ist der medizinische Fachwortschatz international hoch standardisiert und mittlerweile verfügen Subdisziplinen über ein eigenes Vokabular, so dass man von einer horizontalen Schichtung der Fachsprache Medizin sprechen kann. Daneben existiert nach Bürki (a.a.O.) zusätzlich eine vertikale Einteilung:

1. Theoriesprache/ Wissenschaftssprache
2. fachliche Umgangssprache /Jargon
3. Verteilersprache/ PatienInnensprache

Diese Einteilung macht deutlich, dass sich MedizinerInnen, nicht zuletzt aufgrund ihrer langjährigen schulischen und akademischen Ausbildung, auf allen sprachlichen Ebenen bewegen können. Dies wird zudem auch im Hinblick auf männliche Kommunikationsmuster deutlich. Thimm (1997:S.71) erwähnt, dass Männer ebenso der „*Frauensprache*" (neutralere und schwächere Formulierungen, zögerliches Sprechen) mächtig sind und diese auch strategisch einzusetzen vermögen. Im Allgemeinen allerdings herrscht im ärztlichen Bereich die machtvolle („männliche") Sprache vor (Komparative, Direktiva, Verben des Urteilens...), die persönlich distanziert, reduziert und interindividuell ist (vgl. a.a.O.; Stratmeyer 2002:S.105; Hervorh. M.E.).

Bürki (a.a.O.:S.26) führt vor diesem Hintergrund an, dass die nichtadäquate Benutzung von Fachtermini auch als Strategie benutzt wird, um Hierarchie (zum Patienten) herzustellen[11], bzw. um „*fragestellende Patienten als Störfaktor zu eliminieren*". Sitzmann (1997:S.121) verweist im Zuge dessen auf die große Zahl medizinischer Fachbegriffe, die Analogien zu militärischem und polizeilichem Fachjargon aufweisen (Operationen durchführen, Invasion von Krankheitserregern/ Soldaten...). Somit gilt Sprache als wichtiger Indikator von Machtverhältnissen (vgl. Thimm 1997:S.67).

---

[11] Ossen (1989, zit. n. Sitzmann 1997:S.127) gibt an , dass 50% der PatientInnen dem Gespräch während der Visite nicht folgen können.

3. Fazit

Im Vergleich der individuell-sozialisatorischen Rahmenbedingungen der beiden Berufe werden die unterschiedlichen Voraussetzungen für die gemeinsame Zusammenarbeit sowie deren Effekte auf die Persönlichkeitsentwicklung sensu Hurrelmann deutlich.

Grundsätzlich ist auf der Seite der Pflegenden ein niedrigerer Schulabschluss als Berufsausbildungsvoraussetzung, eine kürzere, nichtakademische Ausbildungsdauer und somit ein früheres Berufseintrittalter zu verzeichnen, wohingegen die MedizinerInnen durch eine längere Schul- und Universitätssozialisation geprägt sind. Die medizinische Ausbildung ist bundeseinheitlich geregelt und deren Inhalte stark standardisiert. Die Pflegeausbildung in Deutschland hingegen ist durch ihre Vielfältigkeit in der Organisation (Sonderstellung der Schulen, Lehrerausbildung, Lehrpläne und Curricula), als auch durch ihre Fremdbestimmung durch die Medizin gekennzeichnet, was beruflichem Selbstbewusstsein und Autonomie eher entgegen wirkt.

Während in der Pflege die Ideologie der Zusammenarbeit durch Ausbildungs- und Arbeitsstruktur (Klassenverband, „Schwesternteam") mit inbegriffen ist, liegt der Schwerpunkt der MedizinerInnen gerade in der Förderung der individuellen und konkurrenzbetonten Arbeitsweise. Diese kontra-kooperative Denk- und Arbeitsform der MedizinerInnen wird zusätzlich durch deren elitären Monopolanspruch im Krankenhaus unterstützt Dies lässt tendenziell eine höhere Bereitschaft zur interdisziplinären Zusammenarbeit primär bei den Pflegenden vermuten, zumal Pflegende sich im Zuge arztnaher Tätigkeiten eine (ebenfalls konkurrenzorientierte) Statuserhöhung ihrer Person erhoffen, da die MedizinerInnen die „*Personifizierung der fachlichen Kompetenz*" darstellen. Bezogen auf die pflegerischen und medizinischen Leitbilder und Prioritäten ihrer Arbeit wird deutlich, dass beide Handlungsmaxime trotz grundsätzlich gleicher Zielorientierung (Gesundheit des Patienten) unterschiedliche Interessensschwerpunkte verfolgen, was potentiell Konfliktstoff in sich birgt. Pflegende sehen die bio-psycho-sozial-spirituelle Einheit des Menschen als primär Handlungsleitend an, wohingegen der ärztliche Blick gerade dies im kartesianischen Sinne zu teilen trachtet. Konfliktverstärkend muss sich dahingehend die umfassende ärztliche Weisungsbefugnis auswirken, die einer selbständigen Orientierung nach eigenen Handlungsprioritäten entgegensteht. Während Pflegende hauptsächlich interaktions- und kommunikationsintensive Leistungen zur Genesung des Patienten beitragen, liegt der medizinische Anteil im technikintensiven Einsatz. Wird dieser Punkt zusätzlich unter den Abrechnungsmodalitäten der Patientenversorgung im Akutkrankenhaus betrachtet, muss diese

Tatsache den empfundenen „Wert" der pflegerischen Arbeit im Vergleich zu ärztlichen Leistungen immens minimieren.

Es wird aber auch deutlich, dass ein optimales Ergebnis nur in kooperativer Abstimmung dieser beiden Vorgehensweisen zu erreichen sein wird.

Hinsichtlich der sprachlichen Differenzen wird ein Nachholbedarf der Pflegenden ersichtlich, der sich aus den ungleichen Ausbildungszeiten und Sozialisationsinstanzen erklären lässt.

Im Vergleich zu dem medizinischen Sprachgebrauch fehlt es in der Pflege an einem eindeutig definierten Fachwortschatz, der zur Abgrenzung und genauen Artikulation der pflegerischen Aufgaben und Phänomene dient. Trotz ausbildungsbedingtem ärztlichem Konkurrenzdenken dürfte es aufgrund der hochstandardisierten (internationalen) Sprache zu einem gewissen (elitären) Gemeinschaftsgefühl kommen, wohingegen gerade pflegerische „Sprachlosigkeit" trotz zahlenmäßiger Überlegenheit keinen überzeugenden Gegenpol bieten kann. Diese fehlende Unterstützung muss sich tendenziell eher demotivierend und selbstbewusstseins-schwächend auf die Betreffenden in Bezug auf die eigene Positionsdarstellung im interdisziplinären Kontakt auswirken. Die geschlechts- und berufsspezifische Kommunikation betreffend wird klar, dass es dem ärztlichen Stand wesentlich besser gelingt im interdisziplinären Dialog ihre Forderungen verbal zu artikulieren und durchzusetzen. Dies erklärt wohl auch die niedrigere Rate an offenen Auseinandersetzungen im Vergleich zu verdeckten Bewältigungs- und Abwehrstrategien der Pflegenden. Die anzutreffenden persönlich-emotionalen Reaktionen der Pflegenden in Bezug auf die interdisziplinäre Zusammenarbeit bestätigt in gewissem Sinne die Zuschreibung affektiver Stereotype weiblicher Kommunikation. Dieser Umstand führt, zusätzlich zur fehlenden Fachsprache bzw. der Nähe zu Alltagssprache, zu der genannten, vornehmlich auf der Beziehungsebene geführten Argumentationsweise der Pflegenden.

Weitere Informationen zu diesem Thema finden Sie in: „Pflege und Medizin: Interdisziplinäre Zusammenarbeit im Krankenhaus" von Markus Eckhardt.

ISBN: 978-3-638-88441-9

http://www.grin.com/de/e-book/84298/

Literaturverzeichnis (inklusive weiterführender Literatur)

Andraschko, H.-G. (1996): Das System der Bezugspflege. Eine Neuerung, die in der Wirklichkeit wirkt. In: Pflegezeitschrift 12/96. 49. Jahrg..

Antoni, C. H. (2000): Teamarbeit gestalten. Grundlagen, Analysen, Lösungen. Weinheim und Basel: Beltz Verlag

Arnold, M.; Klauber, J.; Schellschmidt, H. (2002): Krankenhaus – Report 2001. Schwerpunkt: Personal. Stuttgart: Schattauer Verlag

Badura, B.; Feuerstein,G.; Schott,T. (Hrsg.) (1993): System Krankenhaus. Arbeit, Technik und Patientenorientierung. Weinheim und München: Juventa Verlag

Badura, B.; Feuerstein, G. (1994): Systemgestaltung im Gesundheitswesen: zur Versorgungskrise der hochtechnisierten Medizin und den Möglichkeiten ihrer Bewältigung. Weinheim, München: Juventa Verlag

Badura, B.; Litsch, M.; Vetter, C. (1999): Fehlzeiten – Report 1999. Psychische Belastung am Arbeitsplatz. Zahlen, Daten, Fakten aus allen Branchen der Wirtschaft. Berlin et al.: Springer Verlag

Badura, B.; Litsch, M.; Vetter, C. (2000): Fehlzeiten – Report 2000. Zahlen, Daten, Fakten aus allen Branchen der Wirtschaft. Zukünftige Arbeitswelten: Gesundheitsschutz und Gesundheitsmanagement. Berlin et al.: Springer Verlag

Bals, T. (1997): Schulsystem. In: Bundesausschuss der Länderarbeitsgemeinschaften der Lehrerinnen und Lehrer für Pflegeberufe (Hrsg). Stuttgart, New York: Thieme Verlag

Bammé, A.; Holling, E.; Lempert, W. (1983): Berufliche Sozialisation: ein einführender Studientext. 1. Aufl.. München: Hueber Verlag

Becker, B. (1998): Erfahrungsbericht: Kooperation auf der Stationsebene aus Sicht einer projektbeteiligten Ärztin. In: Henning, K.; Isenhardt, I., Flock, C. (Hrsg.): Kooperation im Krankenhaus: Strukturwandel, Kostendruck, Qualitätsansprüche; mit Handlungsempfehlungen für Reorganisationsprozesse im Krankhäusern. Bern, Göttingen, Toronto, Seattle: Huber Verl.

Berne, E. (2001a): Die Transaktionsanalyse in der Psychotherapie. Eine systematische Individual- und Sozial-Psychiatrie. Paderborn: Junfermann Verlag

Berne, E. (2001b):Was sagen Sie, nachdem Sie <Guten Tag> gesagt haben? Psychologie des menschlichen Verhaltens. 17. Auflage. Frankfurt a.M.: Fischer Taschenbuch Verlag

Berne, E. Dr. med.(1967): Spiele der Erwachsenen. Psychologie der menschlichen Beziehungen. Reinbeck bei Hamburg: Rowohlt Verlag

Bierhoff, H.W.; Müller, G.F (1993).: Kooperation in Organisationen. In: Zeitschrift für Arbeits- und Organisationspsychologie. Ausgabe 37 (N.F.11) 2. Seite 41-52

Bierich, J. R. (1994): Arzt und Kranker. Wandlungen des Menschenbildes in der Medizin. In: Rudolph, G. (Hrsg.): Medizin und Menschenbild. Eine selbstkritische Bestandsaufnahme. Tübingen: Attempto Verlag

Bischoff, S. (1994): Ziele wissenschaftlicher Lehrerausbildung in der Pflege – Lehrerausbildung und Pflegewissenschaft. In: Public Health und Pflege. Zwei neue gesundheitswissenschaftliche Disziplinen. Schaeffer, D.; Moers, M.; Rosenbrock, R. (Hrsg.). Berlin: Ed. Sigma

Bohnsack, R. (1998): Interaktion und Kommunikation. In: Einführung in die Hauptbegriffe der Soziologie. Korte, H./Schäfers, B., (Hrsg.). 4. verbesserte und aktualisierte Auflage. Opladen: Leske und Budrich Verl.

Böhme, G. (1998): Einführung in die Philosophie. Frankfurt a. Main: Suhrkamp Verlag

Brenner, G. (1992): Rechtskunde für das Krankenpflegepersonal einschließlich des Altenpflegepersonals und anderer Berufe im Gesundheitswesen: Lehrbuch und Nachschlagewerk für die Praxis. 5. neubearb. u. erw. Auflage. Stuttgart, New York: G. Fischer Verlag

Breymann, R.; Schahn, K. (1992): Psychische Belastungen in der stationären Krankenpflege. Reihe Projekt Band 5. Weiterbildungsstudium Arbeitswissenschaft. Universität Hannover (Hrsg.): Eigenverlag

Brumlik, M. (1973):Der symbolische Interaktionismus und seine pädagogische Bedeutung. Versuch einer systematischen Rekonstruktion. Frankfurt a. M.: Fischer Taschenbuch Verlag

Brünner, G. (1997): Fachsprache, berufliche Kommunikation und Professionalisierung der Pflege. In: Zegelin, A. (Hrsg.): Sprache und Pflege. Berlin, Wiesbaden: Ullstein Mosby

Bullinger,H.-J. et al.(Hrsg.) (2003) : Neue Organisationsformen im Unternehmen. Ein Handbuch für das moderne Management. 2., neu bearbeitete und erweiterte Auflage. Berlin, Heidelberg, New York: Springer Verlag

Burchgart, J. (1996): Lasst Taten sprechen. In: Pflegezeitschrift. 49. Jg., Heft 11. Stuttgart: Kohlhammer. Beilage S. 6-10

Burger, A.; Seidenspinner, G. (1979): Berufliche Ausbildung als Sozialisationsprozess. München: Juventa Verlag

Bürki, C. O. (1997): Pflegesprache – gibt es sie? In: Zegelin, A. (Hrsg.): Sprache und Pflege. Berlin, Wiesbaden: Ullstein Mosby

Büssing, A. (1993): Analyse von Qualifikationsanforderungen in der Krankenpflege. In: Badura, B.; Feuerstein, G.; Schott, T.: System Krankenhaus. Arbeit, Technik und Patientenorientierung. Weinheim und München: Juventa Verlag

Büssing, A. (1997): Neue Entwicklungen in der Krankenpflege. Reorganisation von der funktionalen zur ganzheitlichen Pflege. In: Büssing, A. (Hrsg.): Von der funktionalen zur ganzheitlichen Pflege. Reorganisation von Dienstleistungen im Krankenhaus. Göttingen: Verlag für angewandte Psychologie

Cassier-Woidasky, A.-K. (1997): Kooperation und Interprofessionalität. In: Jahrbuch der Pflege– und Gesundheitsfachberufe 1997. Beier, J. et al. (Hrsg.). 1. Auflage. Reinbek: Verlag für Medizin und Technik

Cohn, R. C. (1992): Von der Psychoanalyse zur Themenzentrierten Interaktion. 10. Aufl. Stuttgart: Klett Verlag

Darmann, I. (2000): Kommunikative Kompetenz in der Pflege: ein pflegedidaktisches Konzept auf der Basis einer qualitativen Analyse der pflegerischen Kommunikation. 1. Auflage. Berlin, Köln: Kohlhammer Verlag

Dorfmeister, G. (1999): Pflegemanagement. Personalmanagement im Kontext der Betriebsorganisation von Spitals- und Gesundheitseinrichtungen. Theoretische Grundlagen und Beispiele aus der Praxis. Wien; München; Bern: W. Maudrich Verlag

Duden (1997): Das Fremdwörterbuch. Bd. 5. Mannheim, Leipzig, Wien, Zürich: Dudenverl.

Elkeles, T. (1993): Arbeitsorganisation in der Krankenpflege: zur Kritik der Funktionspflege. 4 Aufl.. Frankfurt a. Main: Mabuse Verlag

Engelhardt, M. von; Hermann C. (1999): Humanisierung im Krankenhaus: empirische Befunde zur Professionalisierung der Patientenversorgung. Weinheim; München: Juventa Verlag

Feuerstein, G. (1993): Systemintegration und Versorgungsqualität. In: Badura, B.; Feuerstein,G.; Schott,T. (Hrsg.): System Krankenhaus. Arbeit, Technik und Patientenorientierung. Weinheim und München: Juventa Verlag

Feuerstein, G. (1994): Schnittstellen im Gesundheitswesen. In: Badura, B.; Feuerstein, G.: Systemgestaltung im Gesundheitswesen: zur Versorgungskrise der hochtechnisierten Medizin und den Möglichkeiten ihrer Bewältigung. Weinheim, München: Juventa Verlag

Galuschka, L. et al. (1994): Die Zukunft braucht Pflege. Eine qualitative Studie über die Belastungswahrnehmung beim Pflegepersonal.2. Auflage. Frankfurt a. Main: Mabuse Verlag

Garms-Homolovà, V.; Schaeffer, D. (Hrsg.) (1998): Medizin und Pflege. Kooperation in der ambulanten Versorgung. Wiesbaden: Ullstein Medical

Gaus, U.; Huber, J., Stöcker,G. (1997): Pflegerische Qualifikationskerne. In: Bundesausschuss der Länderarbeitsgemeinschaften der Lehrerinnen und Lehrer für Pflegeberufe (Hrsg.): Bildung und Pflege. Stuttgart; New York: Thieme Verlag

Geißler, K. A. (2000): Lernen, lernen, lernen. Über die Zukunft der Bildung. In: Erwachsenenbildung (EB). Heft 2. S.52-56.

Geißner, U. (1997): So ist es nicht gemeint! – Fachjargon der Pflegenden. In: Zegelin, A. (Hrsg.): Sprache und Pflege. Berlin, Wiesbaden: Ullstein Mosby

Gerlach, A. (2001): Interdisziplinäre Zusammenarbeit am Krankenbett?! Häretische Thesen und kritische Überlegungen. In: Hochschulforum Pflege. 5. Jg., Nr. 1. Institut für Pflegewissenschaft der Universität Witten/Herdecke (Hrsg.)

Görres, S. ;Luckey, K.; Stappenbeck, J. (1997): Qualitätszirkel in der Alten- und Krankenpflege. Evaluationsstudie. Bern; Göttingen; Toronto, Seattle: Huber Verlag

Grahmann, R.; Gutwetter, A. (2002): Konflikte im Krankenhaus: ihre Ursachen und ihre Bewältigung im pflegerischen und ärztlichen Bereich. 2., überarb. Aufl.. Bern; Göttingen; Toronto; Seattle: Huber Verlag

Grossmann, R. (1993): Leitungsfunktionen und Organisationsentwicklung im Krankenhaus. In: Badura, B.; Feuerstein,G.; Schott,T. (Hrsg.), (1993): System Krankenhaus. Arbeit, Technik und Patientenorientierung. Weinheim und München: Juventa Verlag

Gutmark, J. (1994): Zwischenmenschliche Kommunikation. In: Gros, E. (Hrsg.): Anwendungsbezogene Arbeits-, Betriebs- und Organisationspsychologie. Eine Einführung. Göttingen: Verlag für Angewandte Psychologie

Hagehülsmann, U. (1992): Transaktionsanalyse. Wie geht denn das? Transaktionsanalyse in Aktion. Paderborn: Junfermann Verlag

Henning, K.; Isenhardt, I., Flock, C. (Hrsg.) (1998): Kooperation im Krankenhaus: Strukturwandel, Kostendruck, Qualitätsansprüche; mit Handlungsempfehlungen für Reorganisationsprozesse im Krankhäusern. Bern, Göttingen, Toronto, Seattle: Huber Verl.

Herschbach, P. (1991): Psychische Belastungen von Ärzten und Krankenpflegekräften. Weinheim, Basel (Schweiz); Cambridge; New York: Ed. Medizin, VCH

Hof, C. (2002): (Wie) lassen sich soziale Kompetenzen bewerten? In: Clement, U.; Arnold, R. (Hrsg.): Kompetenzentwicklung in der beruflichen Bildung. Schriften der Deutschen Gesellschaft für Erziehungswissenschaft (DGfE). Opladen: Leske und Budrich

Hoefert, H.-W. (1997): Berufliche Sozialisation und Zusammenarbeit im Krankenhaus. In: Ders.(Hrsg.): Führen und Management im Krankenhaus. Göttingen u.a.: Hogrefe Verlag

Hofmann, I. (2001): Schwierigkeiten im Dialog zwischen ärztlichem und pflegerischem Kollegium. In: Pflege 2001. Heft 14, S. 207-213

Höflich, J.R. (1984): Kommunikation im Krankenhaus. Aspekte zwischenmenschlicher Beziehungen im pflegerischen Bereich. Dissertation Universität Augsburg: Maro Verlag

Höhmann, U. et al. (1998): Qualität durch Kooperation. Gesundheitsdienste in der Vernetzung. Frankfurt a. Main: Mabuse Verlag

Hurrelmann, K. (1990): Einführung in die Sozialisationstheorie. Über den Zusammenhang von Sozialstruktur und Persönlichkeit. 3. Aufl.. Weinheim, Basel

Igl, G. (1998): Öffentlich-rechtliche Grundlagen für das Berufsfeld Pflege im Hinblick auf vorbehaltene Aufgabenbereiche. Arbeitsgemeinschaft Deutscher Schwesternverbände und Pflegeorganisationen u.a. (Hrsg.). Göttingen: Druckhaus Göttingen

Isenhardt, , I; Grobe, J. (1998): Kommunikations- und Kooperationsstrukturen. In: Henning, K.; Isenhardt, I., Flock, C. (Hrsg.): Kooperation im Krankenhaus: Strukturwandel, Kostendruck, Qualitätsansprüche; mit Handlungsempfehlungen für Reorganisationsprozesse im Krankhäusern. Bern, Göttingen, Toronto, Seattle: Huber Verl.

Käppeli, S.(2001): Pflegewissenschaft im Kontext der Medizin. Verbindendes und Trennendes der beiden Disziplinen. In: Hochschulforum Pflege. 5. Jg., Nr. 1. Institut für Pflegewissenschaft der Universität Witten/Herdecke (Hrsg.)

Kassel, H. (1978): Rollentheorie und Symbolischer Interaktionismus im Spannungsfeld von Subjektivität und Objektivität. Stuttgart: Hochschulverlag

Keck, A., Pröschild, L. (1995): Grundlagen des Pflegemanagements im Krankenhaus. 2. überarbeitete Auflage. Hagen: Brigitte Kunz Verlag

Kerres, A. (1999): Kommunikationssysteme im Pflegemanagement. In: Kerres, A.; Falk, J.; Seeberger, B. (Hrsg.): Lehrbuch Pflegemanagement. Berlin, Heidelberg, ...: Springer Verlag

Kirchner, J. (2002): Aufgaben und Perspektiven der Pflege. In: Arnold; Klauber; Schellschmidt (2002): Krankenhaus – Report 2001. Schwerpunkt: Personal. Stuttgart: Schattauer Verlag

Klafki, W. (1994): Neue Studien zur Bildungstheorie und Didaktik. Weinheim et al.: Beltz Verlag

Klippert, H. (2000): Kommunikationstraining. Übungsbausteine für den Unterricht II. 7., neu ausgestattete Auflage. Weinheim und Basel: Beltz Verlag

Kühne-Ponesch, S. (Hrsg.) (2000): Pflegeforschung aus der Praxis für die Praxis. Band 2: Pflegearbeit: eine wissenschaftliche Herausforderung. Wien: Facultas-Univ.-Verl.

Kühnle, S. (2000): Lernende Organisationen im Gesundheitswesen: Erfolgsfaktoren von Veränderungsprozessen. 1. Auflage – Wiesbaden: Dt. Univ.- Verl.; Wiesbaden: Gabler, 2000

Kurtenbach, H.; Golombek,G.; Siebers,H. (1994): Krankenpflegegesetz mit Ausbildungs- und Prüfungsverordnung für die Berufe in der Krankenpflege. 4. Auflage. Stuttgart, Berlin, Köln: Kohlhammer Verlag

Leuzinger, A.; Luterbacher, T.(1994): Mitarbeiterführung im Krankenhaus. Spital, Klinik und Heim. 2., vollst. überarb. Auflage. Bern, Göttingen, Toronto, Seattle: Verlag Hans Huber

Maanen, v. H. (1998): Planung der ambulanten Pflege 2000. Eine Herausforderung für die Kooperation zwischen Pflegenden, ÄrztInnen und anderen Berufsgruppen. In: Garms-Homolovà, V.; Schaeffer, D. (Hrsg.) (1998): Medizin und Pflege. Kooperation in der ambulanten Versorgung. Wiesbaden: Ullstein Medical

Maas, H.-J. (1997): Kein „arztfreier Raum" in der Krankenpflege. In: Das Krankenhaus. Ausgabe 1/1997. Seite:27-28

Mahlzahn, P. (1972): Die Krankenschwester: Kommunikation und Aspekte stereotyper Systeme im Krankenhaus. Ein empirischer Beitrag der Sozialpsychologie in der Medizin. Inaugural-Dissertation zur Erlangung der Doktorwürde der Fakultät für Theoretische Medizin der Universität Ulm (MNH). Bibliothek Universität Bremen: Archivbestand DH 0353

Markward, R.; Münch, G. (1994): Zur Geschichte der Krankenpflege. In: Münch, G.; Reitz, J. (Hrsg.): Lehrbuch für Krankenpflege: ein prinzip- und praxisorientiertes Arbeitsbuch. Berlin; New York: de Gruyter

Marr, R. (1992): Kooperationsmanagement. In E. Gaugler u. W. Weber (Hrsg.): Handwörterbuch des Personalwesens. Bd. 5, Stuttgart: Poeschel Verlag

24

Matzdorf, P. (1993): Das „TZI-Haus". Zur praxisnahen Grundlegung eines pädagogischen Handlungssystems. In: Cohn, R./Terfurth, C. (Hrsg.) (1993): Lebendiges Lehren und Lernen. Stuttgart: Klett-Cotta Verlag

Meyer,C.(1996):Die Veränderung der Arbeitssituation in der Krankenpflege: Interesse und Bereitschaft Pflegender zur Mitgestaltung. Frankfurt a. Main: Mabuse Verlag

Milch, W. et al. (1999) : Kooperation und Arbeitszufriedenheit im pflegerisch-ärztlichen Team. In: Psychiatrische Praxis 26, S. 122-127. Stuttgart, New York: Georg Thieme Verlag

Miller, R. (1998): Beziehungsdidaktik. 2. Aufl.. Weinheim und Basel: Beltz Verlag

Müller, B.; Münch, E.; Badura, B. (1997): Gesundheitsförderliche Organisationsgestaltung im Krankenhaus. Entwicklung und Evaluation von Gesundheitszirkeln als Beteiligungs- und Interventionsmodell. Weinheim und München: Juventa Verlag

Murrhardter Kreis (1995): Das Arztbild der Zukunft: Analysen zukünftiger Anforderungen an den Arzt; Konsequenzen für die Ausbildung und Wege zu ihrer Reform. Arbeitskreis Medizinerausbildung der Robert Bosch Stiftung, Gerlingen: Bleicher

Naegler, H. (1992): Struktur und Organisation des Krankenhaus-Managements unter besonderer Berücksichtigung der Abgrenzung zwischen Krankenhausträger und Krankenhaus-Direktorium. Ergebnis einer empirischen Untersuchung.
Frankfurt a. M. u.a.: Peter Lang Verlag

Orendi, B. (1993):Veränderungen in der Arbeitssituation im Krankenhaus: Systemisch denken und handeln. In: Badura, B.; Feuerstein,G.; Schott,T. (Hrsg.): System Krankenhaus. Arbeit, Technik und Patientenorientierung. Weinheim und München: Juventa Verlag

Otte, R. (1994): Menschenbilder in der Pflege und Medizin – was bedeuten sie im Alltag ? In: Meier (Hrsg.): Menschenbilder. Philosophie im Krankenhaus. Hildesheim et al.: Olms Verlag

Pape, R.(1998): Interprofessionelle Kooperation unter gleichberechtigten Partnern ist obligat. In: Pflegezeitschrift 5 / 98; S.: 370- 374

Pätzold, G. (1996): Lehrmethoden in der beruflichen Bildung. 2. Auflage. Heidelberg: SauerVerl.
Ravens, Tobias (2003):Wissenschaftlich mit Word arbeiten. München: Pearson Studium
Robert Bosch Stiftung (Hrsg.) (2000a): Pflege neu denken. Zur Zukunft der Pflegeausbildung. Stuttgart, New York: Schattauer Verl.

Robert Bosch Stiftung (Hrsg.) (2000b): Pflege braucht Eliten. Denkschrift der Kommission der Robert-Bosch-Stiftung zur Hochschulausbildung für Lehr- und Leitungskräfte in der Pflege; mit systematischer Begründung und Materialien. 6. Aufl.. Gerlingen: Bleicher Verl.

Rosenow, C.; Steinberg, A. (2002): <u>Statistische Krankenhausdaten: Grund- und Kostendaten der Krankenhäuser.</u> In: Krankenhaus Report 2001. Schwerpunkt: Krankenhaus im Wettbewerb. Arnold, M., Klauber, J., Schellschmidt, H..Stuttgart, New York: Schattauer Verlag

Rosenstiel, L. v. (1993): <u>Kommunikation und Führung in Arbeitsgruppen.</u> In: H. Schuler (Hrsg.): Lehrbuch der Organisationspsychologie. S. 321-353. Bern: Huber Verlag

Schanz, B. (2002): <u>Kommunikation im Team der Psychiatrie.</u> In: Psych. Pflege. Heft 8. S.37-41.

Schaper, H.-P. (1987): <u>Krankenwartung und Krankenpflege. Tendenzen der Verberuflichung in der ersten Hälfte des 19. Jahrhunderts.</u> Opladen: Leske Verlag

Scheller, I. (1981): <u>Erfahrungsbezogener Unterricht.</u> Königsstein/Ts.: Scriptor

Scheller, I. (1986): <u>Szenisches Spiel.</u> In: Ott, T. et al.: Stichwort: Lernbereich Ästhetik. In: Haller, H.-D.; Meyer, H. (Hrsg.): Ziele und Inhalte der Erziehung und des Unterrichts. Band 3 der Enzyklopädie Erziehungswissenschaft. Stuttgart: Klett-Cotta.

Schewior – Popp, S. (1994): <u>Krankengymnastik und Ergotherapie: Eine exemplarische Studie zur Entwicklung von Professionalisierungsprozessen und Ausbildung in den Berufen des Gesundheitswesen.</u> 1. Auflage. Idstein: Schulz-Kirchner Verlag

Schlegel, L. (1987): <u>Die Transaktionale Analyse. Ein kritisches Lehrbuch und Nachschlagewerk.</u> 3. völlig neu überarbeitete und erweiterte Auflage. Tübingen: Francke Verlag

Schlettig, H.-J.; v. d. Heide, U. (1995): <u>Bezugspflege.</u> 2. korrigierte Auflage. Berlin, Heidelberg, New York et al.: Springer Verlag

Schlüter, G. (1992): <u>Berufliche Belastungen in der Krankenpflege. Eine empirische Untersuchung.</u> Melsungen: Bibliomed

Schmidbauer, W. (1985): <u>Nachgedanken zum Helfersyndrom.</u> In: Keupp, H. et al. (Hrsg.): Im Schatten der Wende. Tübingen: Deutsche Gesellschaft für Verhaltenstherapie

Schneider, H.-D. (1985): <u>Kommunikation in Organisationen.</u> In: Organisationspsychologie und Unternehmenspraxis: Perspektiven der Kooperation. Schuler, H.; Stehle, W. (Hrsg.). Stuttgart: Verlag für angewandte Psychologie

Schulte-Sasse, Dr. H. (1997): <u>Kooperation zwischen Ärzten und Pflegenden.</u> In: Das Krankenhaus. Ausgabe 1/1997, S. 26-27.

Schwarz-Govaers, R. (1997): Zur Entwicklung von pflegerischen Schlüsselqualifikationen – eine Herausforderung für das Krankenhausmanagement. In: Hoefert, H.-W.(Hrsg.)(1997): Führung und Management im Krankenhaus. Göttingen; Stuttgart: Verlag für angewandte Psychologie

Schweitzer, J. (1998): Gelingende Kooperation. Systemische Weiterbildung in Gesundheits- und Sozialberufen. Weinheim, München: Juventa Verlag

Sciborski, C. (2001): Kommunikative Kompetenzen des Pflegepersonals. In: Die Schwester/Der Pfleger. 40. Jahrg. 3/01. S. 239-244

Seiffert, H. (1996): Einführung in die Wissenschaftstheorie II. München: Beck Verlag

Seyfried, B.; Bundesinstitut für Berufsbildung, Der Generalsekretär (Hrsg),(1995): „Stolperstein" Sozialkompetenz: was mach es so schwierig, sie zu erfassen, zu fördern und zu beurteilen?. Bielefeld: Bertelsmann Verl.

Siebolds, M.; Weidner, F. (1998): Interprofessionalität und Qualität. Probleme und Perspektiven der Kooperation zwischen Medizin und Pflege. In: Dr. med. Mabuse 115. Heft 9/10. S. 44-49

Sieger, M. (Hrsg.) (2001): Pflegepädagogik: Handbuch zur pflegeberuflichen Bildung. 1. Aufl.. Bern, Göttingen, u.a.: Huber Verl.

Siegrist, J. (1988): Medizinische Soziologie. 4. völlig neu bearbeitete Auflage. München, Wien, Baltimore: Urban und Schwarzenberg

Signer, M. B. (2000) : Aneinander vorbeireden kann die Gesundheit gefährden. In: Krankenpflege 12. Soins infirmiers. S. 10-13

Singel, R. (1994): Eine/r für alles- berufliche Sozialisationsprozesse der Schüler in der Krankenpflegeausbildung. In: Bals, T.: Was Florence noch nicht ahnen konnte. Neue Herausforderungen an die berufliche Qualifizierung in der Pflege. Melsungen: Bibliomed

Sitzmann, F. (1997): Mit wachen Sinne auf Sprachhygiene achten – Elemente einer Sprachkultur in Pflege, Medizin Gesellschaft. In: Zegelin, A. (Hrsg.): Sprache und Pflege. Berlin, Wiesbaden: Ullstein Mosby

Sloane, P.F.E. (2000): Lernfelder und Unterrichtsgestaltung. In: Die berufsbildende Schule (BbSch). Jahrg. 52.Heft 3. S.79-85

Spieß, E. (1996): Kooperatives Handeln im Unternehmen: Theoriestränge und empirische Studien. München, Mering: Hampp Verlag

Statistisches Bundesamt (2000): Gesundheitswesen: Fachserie 12. Reihe 6.1 Grunddaten der Krankenhäuser und Vorsorge- oder Rehabilitationseinrichtungen. Wiesbaden: Metzler Poeschel

Stratmeyer, Peter (2002): Das patientenorientierte Krankenhaus. Eine Einführung in das System Krankenhaus und die Perspektiven für die Kooperation zwischen Pflege und Medizin. Grundlagentexte Pflegewissenschaft. Weinheim und München: Juventa Verlag

Thielhorn, U. (1999): Zum Verhältnis von Pflege und Medizin. Bestandsaufnahmen und Handlungsalternativen. 1. Aufl. . Stuttgart, Berlin, Köln: Kohlhammer Verlag

Thimm, C. (1997): Sprache und Pflege – Überlegungen aus der Sicht der linguistischen Frauenforschung. In: Zegelin, A. (Hrsg.): Sprache und Pflege. Berlin, Wiesbaden: Ullstein Mosby

Ulsenheimer, K. (1997): Neue Wege zur Organisation der Verantwortungsbereiche ärztlicher und pflegerischer Tätigkeiten. In: Das Krankenhaus. Ausgabe 1/97. Seite 22- 26

Wanner, B. (1993): Lehrer zweiter Klasse?. Historische Begründung und Perspektiven der Qualifizierung von Lehrerinnen und Lehrern der Pflege. Frankfurt/M..; Berlin; New York: Peter Lang

Weber, P.; Fehr, J.; Laga, G. (1997): Professionalisierung der Pflegeberufe: Einstellungen und Einschätzungen von Pflegekräften zur Situation und zukünftigen Entwicklung im Berufsfeld. In: Fehr, J.; Laga, G.(Hrsg.): Beiträge zur Professionalisierung der Pflegeberufe. Reihe: Theorie und Praxis. Bd. 66. Hannover: Universität Hannover

Wegenast, W. (Hrsg.) (1995): Auf kranken Stationen Kranke pflegen? Wege aus der klinischen Krise. Tübingen: Altempo Verlag

Weidmann, R. (1996): Rituale im Krankenhaus. 2. Auflage. Berlin, Wiesbaden: Ullstein Mosby Verlag

Weidner, F. (1995): Professionelle Pflegepraxis und Gesundheitsförderung. Eine empirische Untersuchung über Voraussetzungen und Perspektiven des beruflichen Handelns in der Krankenpflege. Frankfurt a. Main: Mabuse Verlag

Wierz, V.; Schwarz, A.; Gervink, S. (2000): Qualität in der Pflege. Beispiele aus der Praxis. Stuttgart, Berlin, Köln: Kohlhammer Verlag

Wilhelm, J.; Balzer,E. (1989): Intensivpflege zwischen Patient und Medizin – Soziologische Untersuchung zum Verhältnis von Pflegenden und Ärzten auf Intensivstationen. In: Deppe, H.-G.; Friedrich, H.; Müller, R. (Hrsg.): Das Krankenhaus: Kosten, Technik oder humane Versorgung. Frankfurt/Main; New York: Campus Verlag

Wittneben, K. (1998): Pflegekonzepte in der Weiterbildung zur Pflegelehrkraft: über Voraussetzungen und Perspektiven einer kritisch-konstruktiven Didaktik der Krankenpflege. 4., überarb. Auflage. Frankfurt a. M. u.a.: Peter Lang Verlag

Wolff, S.(1999): Organisationswissenschaftliche Grundlagen: Das Krankenhaus als Organisation. In: Pelikan, J.M.; Wolff, S. (Hrsg.): Das gesundheitsfördernde Krankenhaus: Konzepte und Beispiele zur Entwicklung einer lernenden Organisation. Weinheim; München: Juventa Verlag

Wunderer, R. (1987a): Kooperative Führung. In: A. Kieser, G. Reber u. R. Wunderer (Hrsg.): Enzyklopädie der Betriebswirtschaftslehre – Band 10: Handwörterbuch der Führung. Stuttgart: Poeschel Verlag

Wunderer, R. (1993): Führung und Zusammenarbeit: Beiträge zu einer Führungslehre. Stuttgart: Schaeffer-Poeschel Verlag.

Wunderer, R. u. Grunwald, W. (1980): Kooperative Führung (Band 2). Berlin: de Gruyter Verlag

Zietschmann, H. (2000): Konflikte am Arbeitsplatz Pflege. Leitfaden aus der Praxis für die Praxis. Stuttgart, New York: Schattauer Verlag

Internetadressen:

www.dbfk.de (2003)
www.dak-bgw.de (2000): Gesundheitsreport Krankenpflege

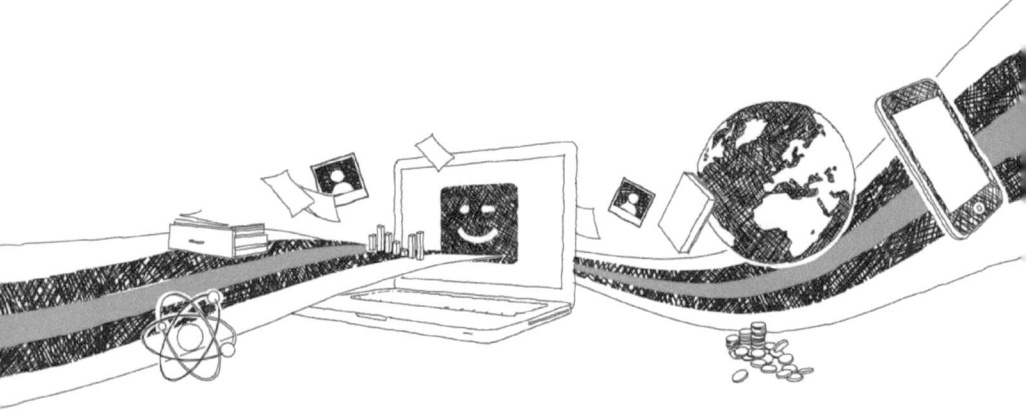
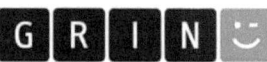